DE

# L'OTITE MOYENNE

## PURULENTE

PAR

## Pierre MÉNARD

Docteur en médecine

***

PARIS

CUROT, LIBRAIRE-ÉDITEUR

22, RUE SAINT-SULPICE, 22

—

1876

# DE
# L'OTITE MOYENNE
## PURULENTE

PAR

## PIERRE MÉNARD

Docteur en médecine

✦

CUROT, LIBRAIRE-EDITEUR

22, RUE SAINT-SULPICE, 22

—

1876

DE

# L'OTITE MOYENNE PURULENTE

## ÉTIOLOGIE

Plusieurs causes peuvent déterminer une suppuration de l'oreille moyenne.

On peut les ranger en deux classes principales :

1° Causes locales ;

2° Causes générales.

*Causes locales.* — La présence de corps étrangers dans les conduits auditifs peut déterminer une inflammation vive de la paroi qui la tapisse, irriter la membrane du tympan et provoquer ainsi des désordres dans la caisse. Ces corps étrangers sont quelquefois des liquides. Les baigneurs qui n'ont pas pris la précaution d'empêcher l'entrée de l'eau dans le conduit auditif, sont quelquefois atteints d'une myringite et indirectement d'une vive inflammation de la muqueuse de l'oreille moyenne.

Mais cette voie de propagation est loin d'être la plus fréquente. Le froid humide auquel les muqueuses nasales et pharyngiennes sont si sensibles et qui entretient chez certains individus ces catarrhes et ces angines d'une tenacité si désespérante, a une voie de communication toute tracée vers l'oreille moyenne à cause des rapports intimes qui unissent la muqueuse du pharynx avec la 'rompe d Eustache.

C'est surtout à l'automne et au commencement du printemps, dans les mois de mars et d'avril que ces affections se déclarent en plus grand nombre.

Les brusques transitions de température qui se montrent à cette époque de l'année, expliquent cette fréquence, mais il ne faut pas oublier que si le froid est la grande cause de l'inflammation des muqueuses, il faut, pour que son influence fâcheuse produise tous ses effets, qu'il trouve un terrain préparé.

Les sujets dont la muqueuse de l'oreille moyenne offre une impressionnabilité si vive, ont eu, pour la plupart, dans leur enfance, sinon un écoulement purulent, du moins des otalgies dont ils ne peuvent déterminer la nature, mais qui laissent des traces faciles à découvrir pour un œil exercé.

Beaucoup de malades se présentent aux consultations, et accusent des maux d'oreilles qui leur seraient survenus subitement. Si le médecin, curieux de pénétrer la cause de ces otites, ne se contente pas des vagues renseignements qui lui seront donnés tout d'abord, mais poursuit ses interrogations, il apprendra que, depuis quelque temps, ces malades souffraient de congestions habituelles, surtout après les repas ; qu'ils éprouvaient de la pesanteur vers la tête, de la somnolence, enfin tous les symptômes d'un embarras des voies digestives.

Dans ces conditions, une exposition à l'air humide et froid a suffi pour fixer cette congestion, qui se dissipait d'ordinaire, et, le soir ou dans la nuit, les symptômes de l'otite moyenne sont apparus dans toute leur accuité.

L'irritation de la membrane du tympan et de la muqueuse, qui unit les différentes parties de l'oreille moyenne par des manœuvres intempestives et trop souvent répétées, comme l'expérience de Valsalva dans les cas présumés de sclérose commençante, peuvent produire les mêmes résultats.

Les concrétions cérumineuses attaquent-elles souvent le tympan et indirectement la muqueuse de la caisse? C'est une assertion de Kramer que Bonafont croit inexacte. Ces cas, s'ils existent, doivent être très rares.

*Causes générales.* — Les causes générales peuvent se diviser en maladies constitutionnelles, comme la scofule, la tuberculose, la syphilis et les fièvres éruptives.

## I. — MALADIES CONSTITUTIONNELLES

Parmi les maladies constitutionnelles, la scrofule doit être placée au premier rang.

La seconde enfance est l'époque où apparaissent le plus souvent ses manifestations du côté des ganglions lymphatiques et des surfaces cutanées, surtout au cuir chevelu.

Des otorrhées sont des complications fréquentes ; on peut quelquefois en rattacher la cause à une lésion du conduit auditif, mais trop souvent elles sont symptômatiques d'une otite moyenne purulente.

La tuberculose compte aussi, parmi les nombreux accidents qu'elle fait naître, un écoulement d'une ou des deux oreilles. Devons-nous penser, avec plusieurs auteurs, que l'inflammation préalable de l'arrière-gorge est la règle ; et ne peut-on se rendre compte de la présence du mal, sans invoquer ce mode de propagation par voisinage? Nous ne partageons pas cette manière de voir, qui nous semble par trop exclusive.

La tuberculose est une maladie diathésique et, comme telle, elle exerce une influence profonde et intime sur tous les tissus. Les parties d'une moindre résistance (*minores resistentiæ partes*), et la membrane qui revêt l'oreille moyenne est de ce nombre, puisqu'elle perd presque tous les caractères des muqueuses à mesure qu'elle s'éloigne de la trompe, sont principalement exposées à ressentir les effets d'une diathèse qui se révèle par la déchéance de tous les éléments organiques.

L'otite moyenne vient encore s'ajouter au nombre des complications qui succèdent à l'inoculation du virus syphilitique. C'est à la fin de la deuxième période qu'elle apparaît le plus ordinairement; elle est loin de se produire d'une façon invariable pendant le cours de cette affection, et doit être rangée au nombre des complications rares.

## II. — Maladies infecteuses

Il n'est pas surprenant que des affections auxquelles l'enfant et la jeunesse sont surtout exposés, comme la rougeole et la scarlatine, se compliquent quelquefois d'otite moyenne. Plusieurs raisons peuvent nous rendre compte de ces accidents.

L'époque même où ces fièvres se déclarent, le siége de leurs premières manifestations, nous expliquent suffisamment la pathogénie de ces otites symptomatiques.

Nous devons ajouter au nombre de ces fièvres éruptives la variole et surtout la fièvre typhoide. L'état d'abattement et de stupeur dans lequel sont plongés la plupart des malades atteints de dothiénenterie, explique assez leur indifférence pour tout ce qui les entoure. Aussi songe-t-on trop rarement à examiner l'oreille, et on attribue tout naturellement aux désordres cérébraux leur mutisme et le peu d'impression qu'ils semblent éprouver du bruit qui se produit dans leur entourage.

L'examen des oreilles n'est point pratiqué, au grand détriment des malades qui peuvent ainsi être atteints d'une infirmité incurable.

L'érysipèle phlegmoneux peut aussi être suivi d'une suppuration de l'oreille, dont la guérison est fort longue.

Ce chapitre serait incomplet si nous ne consacrions quelques lignes à ces otites qui se rencontrent si souvent chez les nouveau-nés.

Trœlsch ne craint pas d'avancer qu'un tiers d'entre eux serait atteint d'une affection de l'oreille moyenne.

Wreder, qui s'est occupé de ce sujet intéressant, a remarqué dans les nombreuses autopsies d'enfants morts d'affections pulmonaires, que l'oreille moyenne présentait toujours quelque altération plus ou moins appréciable. Il serait difficile de ne voir là qu'une simple coincidence.

*Anatomie pathologique.* — L'étude des lésions causées par la suppuration dans les diverses parties de l'oreille moyenne laisse encore beaucoup à désirer. Toynbee est un des auteurs modernes qui s'est le plus occupé de cette question.

La muqueuse de la caisse doit nécessairement se ressentir de son contact prolongé avec le liquide purulent. Elle est le plus souvent épaissie, détruite en plusieurs endroits ; les solutions de continuité sont remplies par des brides qui rétrécissent le champ de la cavité tympanique.

La chaîne des osselets résiste plus longtemps qu'on ne serait porté à le croire à des suppurations abondantes et qui durent depuis de longues années. L'étrier surtout, la pièce maîtresse de cette trame qui paraît au premier abord si fragile, reste presque toujours appliqué sur la fenêtre ovale.

Sur 1,013 oreilles malades disséquées par Toynbee, cet osselet n'avait pas disparu une seule fois. Tillaux, dans le magnifique chapitre qu'il consacre à l'anatomie de l'oreille, constate le même fait : « Une longue macération de la caisse n'entraîne pas l'étrier, plusieurs fois même je l'ai trouvé en place sur des crânes qui avaient macéré. » Mais l'ankylose de cet osselet avec la fenêtre ovale est beaucoup p us fréquente. C'est même une des conséquences fâcheuses de suppurations prolongées, un accident qui ne peut être diagnostiqué d'une façon précise et qui rend incertain le pronostic de l'otite moyenne purulente.

Cette disposition anatomique a été rencontrée par Toynbes 151 fois sur le nombre de dissection que nous venons de citer.

L'adhérence du même os avec le promontoire a été observée 79 fois.

Le marteau est entraîné plus souvent au dehors ; mais sa situation entre les deux membranes fibreuses du tympan, qui les protégent, explique sa ténacité relative. Dans la statistique de Toynbee, il n'est absent que 3 fois, et carié 4 fois.

Les parois osseuses subissent aussi fréquemment des altérations au moins superficielles. L'auteur anglais a remarqué que la paroi supérieure faisait defaut par place dans 54 cas, et la paroi inférieure dans 25 cas.

La membrane du tympan cède le plus souvent sous la pression incessante de la collection purulente qui remplit la caisse. Il est rare qu'il se cicatrise dans ces conditions, tandis que la persistance de la perforation artificielle est l'exception. Pourtant le travail de réparation peut se produire dans le cas de rupture spontanée, comme nous en citons un exemple.

La trompe d'Eustache est rouge et boursouflée dans la période de l'otite aigue ; mais il est rare qu'elle subisse des altérations de texture appréciab'es dans le cours de cette affection. Le pus se fraye difficilement un passage à travers ce canal, qui ne présente, à l'union de ses deux portions cartilagineuse et osseuse, que 2 millimètres de hauteur sur 1 millimètre de largeur.

# SYMPTOMATOLOGIE

Presque toujours, à part quelques exceptions rares ou l'otorrhée s'établit à l'état chronique chez des sujets lymphatiques, l'otite purulente est précédée d'une otite aigue, qui s'annonce par des douleurs violentes dont l'oreille moyenne est le siége. C'est le soir, le plus ordinairement après une journée où le sujet qui doit être atteint de cette affection s'est exposé à un courant d'air froid, qu'il ressent brusquement une douleur profonde, lancinante, d'une intensité telle qu'elle peut lui arracher des cris. La nuit se passe dans un état d'agitation fébrile qui se traduit par un pouls fréquent et dur, la chaleur de la peau, une céphalalgie intense. Il n'est pas rare que le délire et même des convulsions n'apparaissent aussi dès le début.

Ces accidents peuvent se prolonger sans perdre de leur acuité pendant deux ou trois jours ; mais quelquefois le malade, après une nuit passée dans de pareilles souffrances, voit le calme renaître presque subitement.

Il ne se plaint plus que de bourdonnements qui persistent avec des caractères variés, jusqu'à la fin de la maladie, et d'une surdité complète d'une ou des deux oreilles. L'ouie s'éclaircit peu à peu ; le sentiment d'engouement et de plénitude dans l'oreille malade diminue sensiblement et si on intervient par un traitement convenable, la maladie peut se terminer par résolution.

Mais il n'en est pas toujours ainsi. Les accidents primitifs peuvent se prolonger, sans perdre de leur intensité pendant deux ou trois jours : la fièvre continue, l'agitation, loin de se calmer, croît de plus en plus. L'oreille s'embarrasse ; il semble au malade que les vaisseaux qui l'avoisinent battent avec une force insolite et vont se rompre. Les moindres mouvements de la mâchoire ne s'exécutent qu'au prix d'élancements douleureux.

Les malades craignent de se moucher ou de tousser, et, faisant de leurs mains un appui pour leur tête endolorie, ils attendent avec anxiété l'instant qui mettra fin à une situation si pénible.

La rupture spontanée du tympan peut faire cesser d'aussi atroces douleurs, en donnant une libre issue au pus qui remplit la caisse.

L'écoulement continue pendant quelque temps pour tarir peu à peu, à moins qu'il ne passe à l'état chronique.

Mais cette perforation de la membrane tympanique ne s'effectue pas toujours sous la seule pression du liquide épanché derrière elle. L'intervention du chirurgien est toujours nécessaire, quand un épaississement des divers feuillets qui constituent cette membrane lui donne une résistance insolite. Aussi, ne doit-on rien négliger pour examiner l'oreille dans toutes les parties accessibles à nos moyens d'investigation, et ne laisser échapper aucun des signes qui constituent les symptômes objectif ou subjectif d'une collection purulente.

*Symptômes objectifs avant la perforation.* — Le conduit auditif externe ne présente d'ordinaire aucune modification.

La membrane du tympan dont le feuillet externe est enflammé et empêche de voir l'intérieur de la caisse, dans la myringite, conserve sa teinte et son aspect normal dans l'otite moyenne.

Si l'épanchement est abondant, au moment de l'observation, la membrane est refoulée en dehors et apparaît convexe sur un de ses points, qui devient proéminent à l'extérieur, tantôt en avant, tantôt en arrière du manteau.

*Symptômes subjectifs.* — L'auscultation de l'oreille moyenne, par l'otoscope à deux branches, fournit au chirurgien des renseignements du plus haut intérêt sur l'existence de la quantité et de la nature de l'épanchement dans la caisse L'insufflation d'air dans la trompe, chez un sujet dont l'oreille est à l'état normal, fait entendre à l'observateur un bruit que Deleau compare à celui que produirait une pluie fine sur des feuilles sèches. C'est un souffle doux et moelleux dont l'intensité et la durée dépendent de la durée et de la force de l'injection d'air.

Lorsque la sécrétion est muqueuse, on entend des râles crépitants; si l'oreille moyenne renferme du pus, ce bruit serait remplacé par de véritables gargouillements.

Mais le cathétérisme de la trompe que ce procédé d'exploration nécessite est rendu trop souvent impossible par l'inflammation de cet organe et les gonflements de ses parois.

*Après la perforation.* — Le pus s'échappe continuellement de la caisse et remplit le conduit auditif. Le chirurgien, après avoir pris soin de nettoyer ce canal, recherchera la provenance de l'écoulement.

Plusieurs signes l'aideront dans ses investigations. Des flocons de mucus nageant dans le liquide injecté indiqueront que le produit épanché vient de l'oreille moyenne.

Si le malade exécute l'expérience de Valsalva et parvient à faire passer le liquide purulent à travers l'ouverture quelquefois assez étroite du tympan, le chirurgien en sera averti par un sifflement caracteristique.

S'il observe à ce moment, à l'aide du spéculum, il voit apparaître une goutte de pus qui vient sourdre au moment de l'expiration forcée sur un des points de la membrane du tympan. L'existence de bulles d'air est encore un bon signe ; mais les mouvements pulsatifs sont loin d'être caractéristiques d'une perforation.

*Otite chronique.* — La suppuration de l'oreille, entretenue par le mauvais état constitutionnel de l'individu, peut passer à l'état chronique.

La douleur, moins vive qu'à l'état aigu, ne présente point son caractère lancinant ; elle est contusive, accompagnée d'un sentiment de pesanteur et de lassitude qui peut s'accroître à certains moments de la journée, après les repas et vers le soir.

Plusieurs malades appréhendent de se mettre au lit pour prendre quelque repos. Ils ne peuvent reposer sur le côté affecté ; mais quelque position qu'ils choisissent, malgré toutes leurs précautions pour avoir la tête élevée, ils éprouvent bientôt un embarras indéfinissable, qu'ils rapportent à une congestion momentanée, déterminée par la chaleur du lit et la situation horizontale.

La tête s'appesantit, les tempes battent avec force. Les bourdonnements, tolérables pendant le jour, augmentent d'intensité. Le malade voudrait résister à cette douleur, c'est en vain ; il faut qu'il se lève et cherche dans la situation verticale un soulagement, qu'il ne tarde pas à éprouver.

La suppuration continue avec des variations dans la quantité du liquide épanché ; elle augmente toujours après un travail manuel un peu fatigant, une marche un peu longue, tout excès, en un mot, capable d'activer la circulation. Enfin, après un temps plus ou moins long, elle diminue progressivement pour disparaître tout à fait ; quelquefois, elle se supprime tout à coup.

Il est exceptionnel de constater une amélioration notable dans les fonctions auditives, tant que l'écoulement persiste ; mais aussitôt que la source en est tarie, le tympan se cicatrise ; la muqueuses, plus ou moins épaissie par cette inflammation chronique, tend à reprendre son état normal. L'ouïe suit aussi cette progression ; elle recouvre, sinon sa finesse première, du moins une portée convenable, à moins que des complications ne soient venues entraver la marche de la maladie.

*Complications.* — Le voisinage du cerveau expose l'individu atteint d'otite purulente aux plus graves complications. La partie du rocher qui forme la paroi supérieure de la cavité tympanique, et dont l'épaisseur ne mesure quelquefois pas plus d'un millimètre, peut se carier ; une perforation s'établit, et le pus, communiquant directement avec les méninges, a déterminé quelquefois des accidents cérébraux qui ont causé la mort. Il n'est pas même nécessaire, les observations de Trœlsch l'établissent suffisamment, qu'il y ait continuité immédiate entre le pus qui baigne la caisse et la cavité cérébrale. On a trouvé, à l'autopsie, des foyers purulents qui en étaient séparés par des parois osseuses saines ; les meninges elles-mêmes ne présentaient aucune altération. Le malade peut succomber avec les signes de la pyohémie, tels que des collections purulentes dans les articulations. Mais ces accidents sont heureusement rares, et les auteurs modernes nous paraissent avoir trop assombri le tableau. On sort effrayé de la lecture du chapitre qu'ils consacrent aux complications de l'otite purulente : ils ne parlent que de ces accidents funestes dont ils font presque la règle, et s'étendent trop complaisamment sur leur description.

Ce n'est le plus souvent qu'après des otorrhées qui durent depuis longtemps, et dont le début remonte à la première enfance, qu'on voit apparaître une terminaison fatale. Encore la majorité des individus atteints d'écoulements anciens échappe-t-elle à ces accidents redoutables.

Sur 19 cas de mort à la suite d'otorrhées, soit par carie du rocher, abcès du cerveau, phlébite et infection purulente, enregistrés par Toynbee dans son ouvrage, 13 se rapportent à des individus dont l'écoulement primitif remonte aux dix premières années de la vie et dont la duree moyenne a été de huit à dix ans.

Qu'il nous soit permis de consacrer quelques lignes à un accident qui se déclare quelquefois dans le cours d'une otite moyenne purulente et qui pourrait quelquefois donner lieu à des erreurs de diagnostic chez des médecins peu versés dans la science des affections de l'oreille. Il arrive quelquefois, dans le cours de cette affection, que, sous l'influence d'une irritation pathologique ou des agents extérieurs, la peau qui recouvre l'apophyse mastoide derrière le pavillon de l'oreille vienne à rougir sur plusieurs points. Le malade éprouve en cet endroit une légère douleur à la pression : cette rougeur disparaît avec tous les symptômes d'inflammation et semble se concentrer sur un point unique. Au bout de quelques jours, une légère fluctuation peut être perçue, et si, à ce moment, on ouvre l'abcès, on trouve ordinairement le périoste décollé sur une certaine surface Du pus s'échappe en très petite quantité, et, malgré le traitement le mieux approprié, la plaie qui résulte de l'incision est lente à se fermer et tend à devenir fistuleuse. Le pus qu'elle sécrète est mal lié et toujours clair, d'une couleur citrine qui tache le linge. L'écoulement diminue, la surface se déterge ; l'empâtement disparaît ; on croit toucher à la guérison ; mais, du jour au lendemain, l'inflammation reparaît avec plus d'intensité qu'auparavant, pour diminuer encore et enfin disparaître tout à fait. La douleur n'est jamais très vive, bien qu'elle puisse s'irradier dans le côté de la tête correspondant. Si on profite du moment où le gonflement œdémateux des tissus voisins a perdu de son intensité, pour explorer la région malade, on peut délimiter le point sensible à la pression, qui ne se continue pas du côté du pavillon de l'oreille. Le sillon qui sépare la conque de la surface mastoidienne est toujours conservé.

Si on examine le conduit auditif externe, on constatera qu'il est normal sur toute son étendue et qu'il ne présente aucun symptôme de périostite : ce qui établit le diagnostic. Cette affection n'est point une périostite ordinaire qui se serait propagée de la caisse jusqu'à la surface mastoïdienne. Le pus se fraye alors une voie de la cavité du tympan en soulevant le périoste pour arriver à l'extérieur, et des injections poussées par l'ouverture spontanée ou artificielle du dehors parviennent jusque dans la caisse, par la voie que le pus suit pour en sortir.

On tiendra compte, pour ne pas confondre cette affection avec une carie des cellules mastoïdiennes, du peu d'intensité de la douleur spontanée dans l'affection qui nous occupe, de la sensibilité relativement faible à la pression. Le malade, s'il s'observe attentivement lui-même, pourra rendre compte au médecin du caractère de sa douleur, qu'il ne rapportera point à une altération profonde, mais superficielle du tissu osseux : elle ne sera point térébrante, ce qui est le signe de la carie, suivant Trœlsch. Cette complication peu grave, et qui n'a d'inconvenient sérieux que sa longue durée, n'est qu'une périostite localisée de l'apophyse mastoïde, déterminée par une adénite survenue le plus souvent sous l'influence du froid, dans le cours d'une otorrhée.

*Diagnostic.* — Le diagnostic serait toujours facile, s'il faut en croire plusieurs auteurs; mais l'expérience montre, au contraire, que des hommes qui devraient être versés dans la science des affections de l'oreille, et qui en ont fait une étude spéciale, commettent souvent, malgré toutes les précautions dont ils entourent leurs procédés d'exploration, des erreurs regrettables.

La perforation du tympan est alors pratiquée pour donner issue à une collection purulente qui n'existe pas, au grand détriment du malade. Car nous ne saurions admettre, avec Trœlsch, que cette opération soit indi-

quée, dans tous les cas, au début des affections de la
caisse purement inflammatoires.

L'otite moyenne purulente ne saurait être confondue
qu'avec une myringite ou une otite moyenne aigue.

La myringite se distingue de l'otite moyenne aigue, et
con-équemment de l'otite purulente, par l'intensité moindre des symptômes généraux. Il est rare que l'ouie soit
abolie. Les parois du conduit auditif participent d'ordinaire à l'inflammation de la paroi externe du tympan,
qui est souvent le siége d'une exfoliation épidermique.
La muqueuse pharyngienne est normale ; l'air passe li-
brement dans la caisse, si on fait exécuter au malade
une des expériences de Valsalva ou de Politzer.

Cette première difficulté résolue, une seconde se présente. Existe-t-il une collection purulente ? Si la mem·
brane du tympan n'a pas été épaissie par des inflammations précédentes et si le canal de la trompe est libre, on
pourra voir par transparence le liquide qui baigne les
parois de la cavité tympanale, et entendre, si on pousse
de l'air par la sonde, le gazouillement caractéristique.
Ces deux signes sont presque pathognomiques d'un épanchement purulent.

Mais il arrive que la membrane du tympan a subi des
altérations et que la voie de la trompe rétrécie résiste à
toute tentative de cathétérisme. Il reste comme moyen
de diagnostic un troisième signe : la voussure du tympan, qui n'est pas toujours, il est vrai très prononcée.
Nous conseillons alors au chirurgien de tenir compte de
la durée de l'inflammation, de l'intensité de la douleur et
de son mode de terminaison. Si les phénomènes dou-
loureux ont duré deux ou trois jours avec un caractère
lancinant, sans aucune interruption, et que l'amélioration
soit survenue brusquement, il est presque certain qu'un
épanchement s'est produit dans la caisse. On ne man-
quera pas d'ailleurs de comparer les deux oreilles. Cet
examen peut être la source des plus utiles renseignements.

Nous avons supposé que la perforation n'existait pas.
Dans le cas où elle s'est produite, le diagnostic est en général des plus faciles. Après avoir nettoyé le conduit
auditif externe, le chirurgien apercevra, à travers le spéculum et aidé d'un éclairage convenable, les moindres
solutions de continuité de la membrane du tympan, qui
se présentent souvent sous l'apparence de points noirs.
Si on prescrit au malade de faire une expiration forcée,
après qu'il s'est bouché le nez et la bouche, on ne tarde
pas à voir sourdre une gouttelette de pus sur les bords
de cette ouverture.

*Pronostic.* — L'étude du pronostic de cette affection
porte nécessairement sur deux points : car la vie peut
être compromise, et, dans le cas où cette terminaison
doit être écartée, l'ouïe peut encore être fatalement perdue ou considérablement diminuée.

La carie des cellules mastoidiennes est de toutes les
complications celle qui donne lieu aux accidents les plus
redoutables. Mais s'il faut en croire Toynbee, il est rare
qu'elle fasse sa première manifestation après la période
adulte. Dans les cas malheureux qu'on a pu observer,
l'écoulement avait duré pendant un temps considérable.
On doit porter un pronostic fâcheux si les malades sont
.sous l'influence d'une diathèse strumeuse ou tubercu-
leuse. Ces otorrhées, en effet, peuvent se prolonger in-
définiment, comme étant les effets d'une cause qui n'a
aucune tendance à disparaître. On doit, au contraire, es-
pérer de voir se terminer favorablement celles qui sur-
viennent brusquement chez des sujets dont la constitution s'est affaiblie sous l'influece de causes accidentelles,
telles que les privations, les chagrins, le séjour prolongé
dans une atmosphère insalubre, comme celle des grandes
villes.

On ne se propose pas seulement pour but, dans l'affection qui nous occupe, de rechercher si la vie du sujet
est menacée et si la guérison s'effectuera dans un délai

plus ou moins rapproché. On voudrait savoir jusqu'à quel point seront compromises les fonctions de l'organe de l'ouie. Ce qu'il est possible d'avancer tout d'abord, c'est qu'une otite moyenne, avec sécrétion purulente, entraîne toujours après elle une altération variable dans l'audition. La question doit donc se poser ainsi : La sensibilité du nerf auditif est-elle abolie pour toujours, ou se réveillera-t-elle quand les obstacles qui l'empêchent de se manifester auront disparu ?

On possède des moyens qui permettent de répondre à cette question.

Une montre peut n'être pas entendue à distance, sans que l'oreille soit sérieusement atteinte, pourvu que son tictac soit perçu à travers les différentes parties du crâne sur lesquelles on l'applique.

Il faut encore tenir grand compte, pour l'exactitude du pronostic, du degré de congestion qui accompagne l'affection de l'oreille moyenne.

La perception crânienne peut être très affaiblie et disparaître entièrement quand les vaisseaux sont engorgés, que des bourdonnements intenses se produisent, que la tète est lourde et embarrassée.

On ne devra pas désespérer, dans ce cas, de voir l'ouie s'améliorer et redevenir à peu près normale.

Le diapason nous donne aussi le moyen le plus précieux d'interroger le degré de sensibilité du nerf acoustique. Ici nous citons Duplay :

« Si le diapason mis en vibration sur le sommet de la tète est mieux entendu par le sujet en expérience du côté où la surdité existe, ou, les deux oreilles etant inégalement atteintes, du côté où la surdité est la plus prononcée, on peut en conclure que l'appareil nerveux est intact, et que les lésions siégent uniquement dans l'appareil de transmission du son, c'est-à-dire dans la caisse et les parties qui y sont contenues. Les résultats de l'expérience sont encore rendues plus sensibles par le patient, en lui faisant fermer légèrement le meat auditif avec la pulpe du doigt, au moment où le diapason est mis en vibration. »

*Traitement.* — Il faut arrêter aussi vite qu'on le peut les écoulements de l'oreille. Tous les médecins sont maintenant d'accord sur ce point.

« Depuis vingt ans, dit Bonnafont, que je traite des maladies de l'oreille, je n'ai jamais remarqué que la suppression des otorrhées donnât lieu à des accidents graves. »

La première indication dans une otite moyenne purulente, est d'évacuer le pus qui remplit la caisse. Nous sommes également éloigné de l'avis de Trœlsch, qui conseille la perforation, alors même que la caisse ne renferme pas de liquide au début des inflammations de l'oreille moyenne, et des auteurs qui, comme Kramer, attendent qu'elle se produise spontanément. Il faut chercher par tous les moyens rationnels à établir un diagnostic exact. Car il serait fâcheux d'agir prématurément et d'aggraver ainsi une affection qui aurait pu se terminer par résolution.

La perforation du tympan doit être pratiquée en avant dû manche du marteau et à la partie inférieure de la membrane du tympan. Tillaux en démontre parfaitement la nécessité : « Les éléments importants de la membrane du tympan siégent dans la portion sus-ombilicale ; on y trouve le manche du marteau, les artères principales, les nerfs ; à cette partie correspond la corde du tympan ; plus profondément, c'est encore à la portion sus-ombilicale que correspondent la chaîne d'osselets et la fenêtre ovale, les promontoires et la fenêtre ronde ; le tendon du muscle du marteau ; à la portion sous-ombilicale de la membrane, au contraire, ne correspond aucun organe important ; cette portion est en outre peu vasculaire et moins sensible que l'autre. » Benafont préfère pratiquer cette ouverture en arrière ; c'est en cet endroit qu'on trouverait, suivant lui, l'espace la plus large qui permettrait d'enfoncer un instrument sans craindre de léser aucun organe important.

Lorsque la voie est ainsi ouverte au liquide purulent, il est nécessaire d'en favoriser la sortie par tous les moyens possibles. Car une des grandes causes de la persistance des otorrhées est la stagnation des produits de sécrétion dans la caisse ; ils entretiennent sur la muqueuse une irritation continuelle, et ne permettent pas aux liquides médicamenteux d'exercer sur cette membrane une action salutaire.

Les douches d'air peuvent être employées dès le début, soit par l'insufflation avec une poire en caoutchouc, dont l'extrémité est fixée dans l'embouchure d'une sonde que l'opérateur a préalablement introduite dans la trompe d'Eustache, soit par le procédé de Politzer ; mais il ne serait pas prudent, croyons-nous, de trop insister si la muqueuse enflammée livrait au courant d'air un passage difficile.

La méthode de Valsalva est la plus commode, puisqu'elle n'exige pas l'aide du chirurgien, et que le malade se suffit à lui-même. Mais l'effort d'expiration qu'elle nécessite ne peut-il point, en déterminant une congestion vers l'extrémité céphalique, prolonger ainsi la période inflammatoire et accroître encore la stase sanguine ?

Des injections émollientes avec l'eau tiède, répétées fréquemment, sans user d'une trop grande force, suffisent à désobstruer la caisse, jusqu'au moment où les phénomènes inflammatoires auront perdu de leur acuité, et que le canal de la trompe livrera un passage facile à l'air, qu'il y fera pénétrer par une des méthodes précédentes.

Nous supposons évidemment que la perforation du tympan existe, car il n'y a guère de médication efficace contre les écoulements de l'oreille, dans le cas contraire, Trœlsch veut que l'eau tiède soit employée à l'exclusion des décoctions renfermant des produits organiques qui ne peuvent, suivant lui, que favoriser la décomposition des matières sécrétées. Ces précautions sont peut-être exagérées. Une décoction de têtes de pavots aura souvent pour effet de calmer les douleurs, en même temps qu'elle servira à déterger les surfaces recouvertes par le pus.

La sécrétion peut diminuer et disparaître, grâce à ces seuls moyens; mais, le plus souvent, la douleur perd de son acuité, les muqueuses se dégonflent et l'écoulement continue. Il est donc nécessaire, tout en n'oubliant jamais d'user des moyens précédents, de modifier les surfaces sécrétantes par des substances médicamenteuses appropriées.

Ces substances sont des liquides qui tiennent en dissolution des substances astringentes ou des vapeurs chargées de ces mêmes principes.

On doit : 1° se préoccuper, dans leur emploi, du mode le plus convenable pour les mettre en rapport avec la muqueuse.

2° N'accroître que progressivement les proportions des principes actifs. Ce précepte est de la plus haute importance, et c'est pour avoir été négligé qu'au lieu d'améliorer l'état de la muqueuse de l'ouïe, des solutions concentrées de médicaments astringents irritent cette membrane et produisent des suppurations plus abondantes que celles qu'elles étaient appelées à supprimer. Les recrudescences dans l'état inflammatoire de la caisse ne sont pas rares. Il faut alors supprimer une substance trop active qui pouvait être rationnellement indiquée jusqu'ici, ou du moins en tempérer l'énergie par une dissolution plus étendue.

3° Il faut varier les substances médicamenteuses, abandonner un remède pour un autre du même ordre, dont les effets seront souvent immédiatement des plus favorables et pourront amener la guérison au moment où on ne conservait plus d'espoir.

Trœlsch a étudié particulièrement les avantages et les inconvénients des substances les plus usitées pour le traitement de l'otite suppurée.

L'acétate de plomb et le perchlorure de fer occupent,

suivant cet auteur, la première place pour tarir les sécrétions; mais ils forment des dépôts dans l'oreille,
blancs pour le premier sel, rouillés pour le second : ils
épaississent ainsi le produit des sécrétions, qui ne peuvent dès lors être chassées que fort difficilement de la
caisse et enflamment les parois, comme le ferait un corps
étranger.

Les solutions d'alun ordinaire produiraient quelquefois
des furoncles dans le conduit auditif.

L'acétate de zinc se décomposerait facilement.

Le nitrate d'argent a l'inconvénient de colorer en noir
les parties qu'il touche et ne possède aucun avantage
sur les sels que nous venons de passer en revue.

Trœlsch préfère à toutes ces substances le sulfate de
zinc, à la dose de 25 à 30 centigrammes pour 50 grammes
d'eau.

M. le docteur Tillaux se loue aussi de l'emploi de cette
solution ainsi que du glycérolé de tannin, qu'il prescrit
fréquemment dans les écoulements chroniques de l'oreille.

« En général, dit Trœlsch, on doit préférer tous les
astringents minéraux aux astringents organiques, parmi
lesquels le tannin seul mérite d'être employé dans quelques cas. »

Toynbee recommande le chlorure de zinc.

Triquet, après la période aigue, employait en injections la solution tiède d'acétate de plomb (1 pour 100
d'eau), de sulfate de cuivre (4 pour 100).

Vidal de Cassis recommande une sage progression
dans l'emploi des substances astringentes. L'eau tiède
doit servir seulement a la période inflammatoire du début, puis on doit s'adresser aux solutions légèrement
astringentes, telles que les décoctions de feuilles de noyer
ou de patience, avec un sixième de miel rosat. Ce n'est
que plus tard qu'on aura recours aux préparations d'a-
lun, 2 à 3 grammes par litre, aux eaux de Baréges, de
Balarue, etc.

On peut faire pénétrer ces liquides par le conduit auditif externe. La trompe d'Eustache est une voie réservée à l'introduction de l'air, des vapeurs médicamenteuses ou à l'instillation de quelques gouttes seulement de liquide, destinées à modifier la muqueuse de la caisse. Mais il n'est guère possible d'arriver par les injections à baigner suffisamment les parois de la cavité tympanique, à moins que la perforation ne soit étendue et n'ait emporté la presque totalité du tympan. On réussit seulement, par cette méthode, à vider l'oreille moyenne du pus qu'elle renferme. Nous ne saurions trop recommander dans ce cas, l'usage d'instruments à jet continu. Il faut rejeter de la pratique toutes les seringues à jet intermittent qui, par leur choc saccadé sur la membrane du tympan, causent une douleur vive et irritent l'organe de l'ouïe.

L'instillation dans le conduit auditif externe, jointe à l'expérience de Valsalva exécutée par le malade, constitue un procédé très simple et suffit d'ailleurs à mettre en rapport la solution médicamenteuse avec la muqueuse de la caisse.

Voici comment il s'exécute : Le chirurgien verse une certaine quantité du liquide dans le conduit auditif, après que le malade a préalablement penché la tête du côté opposé ; celui-ci exécute alors l'expérience de Valsalva, c'est-à-dire que, le nez et la bouche fermés, il fait une expiration forcée. L'air pénètre alors par la trompe, arrive dans la caisse, s'échappe à traver la perforation, quelque étroite qu'elle puisse être, et est remplacée aussitôt par une partie du liquide qui baigne le conduit externe.

La seconde voie d'introduction des liquides dans la caisse est la trompe d'Eustache. Mais ce procédé exige le cathétérisme et rend surtout des services dans les cas où le tympan n'est pas perforé. C'est le seul moyen d'agir alors immédiatement sur la muqueuse de la caisse. Quelques gouttes de la solution médicamenteuse sont versées dans la sonde, dont une des extrémités est introduite dans l'embouchure de la trompe, un courant d'air poussé vigoureusement à l'aide d'une poire en caoutchouc chasse le liquide jusque dans la caisse.

On a eu aussi recours aux vapeurs médicamenteuses pour modifier la muqueuse du tympan. Les appareils à fumigations sont nombreux. Le ballon à trois tubulures, décrit dans l'ouvrage de Follin et Duplay, est un des meilleurs inventés dans ce genre. Des vapeurs de benjoin, de tolu, dans le déclin d'une otorrhée, alors que la sécrétion du pus est peu considérable et va disparaître, peuvent avoir une action favorable et hâter la guérison ; mais ce mode de traitement est loin d'être aussi efficace dans la plupart des cas que les instillations médicamenteuses.

La glycérine est employée par quelques médecins comme excipient.

Quant aux huiles et aux pommades, qui ont encore une grande réputation dans le public, nous pensons qu'il faut les proscrire ; dans les otorrhées, toutes ces substace oléagineuses nuisent à la propreté de l'oreille moyenne, qui est une condition indispensable pour la guérison.

Peut-être oublie-t-on trop souvent que les remèdes ne doivent pas s'adresser exclusivement à l'organe malade Beaucoup d'auteurs glissent rapidement sur le traitement général, et consacrent le chapitre du traitement presque tout entier aux topiques, qui doivent modifier directement la muqueuse de l'oreille.

Nous parlerons d'abord de la méthode révulsive trop vantée autrefois, trop négligée peut-être aujourd'hui. Son emploi judicieux est justifié dans plusieurs occasions, et produit de merveilleux résultats. La nature semble indiquer elle-même le parti qu'on peut tirer de ce genre de médication ; nous en donnons nous-même un exemple :

Une suppuration de l'oreille durait depuis trois mois ; survient une adénite, et la sécrétion purulente s'arrête. Mais il ne faut pas oublier certaines règles qui doivent présider à l'emploi des révulsifs, si on veut en retirer les avantages qu'ils comportent.

Un vésicatoire appliqué derrière l'oreille, au début, quand l'inflammation est dans toute son acuité, ne fait souvent qn'en accroître la violence. Des sangsues peuvent avoir les mêmes inconvénients, si on les place en petit nombre trop près du siége du mal.

Les dérivatifs de tout genre peuvent trouver leur indication. Des purgatifs répétés tous les huit jours, par exemple, ne peuvent avoir qu'une influence salutaire, alors qu'on peut attribuer les accidents arrivés vers l'organe de l'audition à des congestions céphaliques, produites par une constipation opiniâtre ou à un embarras des voies digestives.

L'aloes est recommandé par Bonafont, à cause de l'action irritative toute spéciale qu'il exerce sur la partie inférieure du gros intestin ; mais son usage doit être sévèrement proscrit chez les enfants en bas âge.

Nous n'avons pas besoin de dire qu'on devra rappeler les sécrétions normales ou pathologiques, dont la suppression pourrait être les points de départ des accidents inflammatoires vers l'oreille moyennes, telles que les hémorrhoides, les menstrues.

Les auteurs anglais font grand cas des préparations mercurielles, et emploient le sublimé corrosif et le calomel à dose altérante.

Toynbee a aussi souvent recours aux vésicatoires, aux sangsues, à la pommade épispastique qu'il compose ainsi :

Poudre de cantharides, 2 grammes ; onguent simple, 1 once.

Cette pommade est appliquée derrière l'oreille tous les deux ou trois jours, dans les suppurations chroniques.

On peut aussi faire un badigeonnage à la teinture d'iode, derrière l'apophyse mastoide.

Kramer n'est pas partisan des révulsifs, tandis qu'Itard en faisait la base de son traitement. Bonafont n'a qu'une médiocre confiance dans cette médication. Presque toujours elle aurait été sans succès, excepté chez les individus d'un tempérament lymphatique. Mais comme les sujets atteints d'otorrhées présentent presque tous les signes de cette constitution, le traitement par les révulsifs ne devrait pas être aussi restreint que cet auteur l'affirme.

Des remèdes spéciaux doivent être dirigés contre chaque diathèse.

L'iodure de potassium, l'huile de foie de morue seront prescrits aux scrofuleux, l'iodure de potassium et le mercure aux sujets atteints de syphilis. Le vice goutteux sera aussi attaqué par des médicaments appropriés : bicarbonate de soude, eau de Vichy. La débilité générale et l'appauvrissement de l'organisme par les toniques. On voit souvent des otorrhées persister chez des individus affaiblis, malgré toute la série des topiques mis en œuvre pour les supprimer. Un air plus pur, une nourriture plus substantielle, un travail moins pénible, viendront aider les remèdes locaux et démontrer qu'ils sont trop souvent impuissants par eux-mêmes, si on ne les rend efficaces par un traitement général.

L'hydrothérapie ne peut avoir que des inconvénients contre l'otite purulente. Les bains de mer, dont l'action fortifiante ne pourrait avoir qu'une influence favorable sur l'organisme, doivent être aussi défendus aux malades atteints d'otorrhée. L'air frais et humide de l'Océan, les vents froids qui soufflent sur les côtes vers le soir, peuvent amener des recrudescences vers l'organe primivement affecté, et compromettre une guérison qui allait être définitive, comme nous en avons vu un exemple. Il faut éviter le froid, surtout le froid humide sous toutes ses formes.

Le traitement hygiénique joue aussi un grand rôle dans cette maladie. Un régime fortifiant, mais sobre, est de rigueur. Il faudra éviter tous les excitants, le café à forte dose et les liqueurs alcooliques qui peuvent con-

gestionner la tête et provoquer un mouvement fluxion-
naire vers un organe qui exige les plus grands ménage-
ments.

*Observation.* — D..., âgé de trente-deux ans, avait
souffert, à l'âge de neuf ans, d'une otalgie contre la-
quelle on avait essayé toutes les instillations usitées en
pareil cas, et qui n'avait cédé qu'à l'application d'une
mouche de Milan appliquée derrière l'oreille. Il n'a jamais eu d'écoulement; mais l'oreille droite était douée
d'une acuité auditive moindre que la gauche. Dans
l'année 1875, il eut l'occasion de voir, à Paris, un médecin de ses amis qui se livre spécialement à l'étude des
maladies des oreilles, et, par curiosité plutôt qu'à cause
de la gêne qu'il éprouvait, il le pria de vouloir bien examiner les siennes. L'inspection des tympans révéla tous
les symptômes d'une sclérose commençante. Le seul
traitement qui pût accroître la finesse de l'ouie et arrêter
les progrès du mal consistait dans la répétition fréquente
de l'expérience de Valsalva.

La prescription fut exactement suivie Huit jours
après, dans les premiers jours de mars, D... prit un des
bateaux-omnibus qui font le trajet de Bercy à Auteuil.
Le temps était humide et froid. Il eut l'imprudence de
rester sur le pont, et d'être ainsi exposé à des courants
d'air assez vifs. Mais il ne ressentit pendant le trajet, ni
dans la soirée, aucune douleur aigue, et n'éprouva qu'un
malaise, une pesanteur de tête qu'il eût à peine remar-
qués, sans les accidents qui survinrent. Il rentra chez
lui, et se mit au lit vers onze heures.

A peine était-il couché depuis une heure qu'il fut
réveillé par une douleur aigue dans l'oreille droite. La
nuit se passa dans les souffrances les plus vives et
qui ne lui permirent de ne prendre aucun sommeil.
Vers six heures, le calme revint. Toute douleur avait dis-
parue; il ne restait plus qu'un bourdonnement qui devait
durer jusqu'à la fin de la maladie. Mais l'ouie était com-

plétement perdue. La montre, appliquée sur l'oreille, n'était pas entendue.

Cet état fort inquiétant décida D... à consulter de nouveau le médecin dont il avait demandé les conseils huit jours auparavant. Le tympan était injecté sur toute son étendue. Le cathétérisme de la trompe fut pratiqué et ne donna que fort difficilement accès à l'air dans la caisse. Le diapason, appliqué sur le milieu du crâne, était mieux entendu du côté malade. La perforation du tympan fut proposée à D... qui s'y refusa. Des injections d'eau de guimauve furent conseillées; six sangsues furent appliquées, trois en avant du tympan, trois en arrière.

Ce traitement fut observé pendant quatre jours. Au bout de ce temps, le 1er mars, la perforation du tympan est de nouveau proposée, et cette fois acceptée. Elle ne donne issue à aucune sérosité, malgré l'insufflation d'air pratiquée au moyen du cathétérisme, qui offre moins de difficulté que la première fois. La montre n'est pas entendue, appliquée sur l'oreille ni même sur plusieurs parties du crâne.

Des injections d'eau de pavot sont prescrites. Le 4 mars, le malade s'aperçoit qu'une suppuration de l'oreille s'est produite. Du muco-pus s'échappe par le conduit auditif.

L'écoulement est combattu par des instillations de sulfate d'alumine. Trois fois par semaine le cathétérisme de la trompe est pratiqué. Ces moyens n'amènent aucune amélioration dans l'état de l'organe.

La douleur, qui était fort légère, devient plus intense au bout de quinze jours. Les bourdonnements augmentent; ils deviennent insupportables, surtout la nuit. Le malade croit entendre des voitures rouler continuellement sur le pavé, et l'illusion est si grande qu'il s'est relevé souvent pour se rendre compte par lui-même de la réalité de cette impression.

Un phénomène singulier s'était manifesé presque immédiatement après l'opération de la perforation du tympan : chaque son entendu par le malade se répercutait dans son oreille et était suivi du même son plus faible, chevrotant, qui rappelait le timbre de la voix dans l'égophonie. Cette diplacousie a diminué à mesure que le tympan s'est cicatrisée et a fini par disparaître.

Les bourdonnements augmentaient le soir ; la tête devenait lourde ; une douleur continue se faisait sentir dans la moitié du crâne correspondant à l'oreille affectée. Le malade était couché à peine depuis une heure, que le lit lui devenait insupportable, et, dans l'impossibilité de dormir ni de garder la position horizontale, il se levait dans un état d'impatience et d'agitation extrêmes. Il se promenait fiévreusement dans sa chambre et ne tardait pas à éprouver un soulagement des plus marqués.

Des sangsues sont appliquées une seconde fois ; un vésicatoire est mis derrière l'oreille : cette médication ne produit aucun résultat. L'écoulement continue, assez peu abondant, mais persistant. Il augmente après les repas, aux heures où s'effectue le travail de la digestion.

Des injections d'acétate de plomb au 30ᵉ remplacent alors les instillations d'alun; à plusieurs reprises l'écoulement paraît diminuer. Pendant deux jours l'otorrhée disparut ; mais les douleurs avaient augmenté et à l'examen au spéculum il fut aisé de voir que la perforation était obstruée par une concrétion due à la solution saturnine. Le cathétérisme de la trompe, suivi d'une injection d'air assez vigoureuse, balaya de la caisse une quantité assez considérable de pus qui s'y était amassée.

L'acétate de plomb n'est pas abandonné et le même traitement est suivi pendant un mois, jusqu'au 5 juin. Trois fois par jour des injections de pavot étaient pratiquées pour nettoyer la caisse, et suivies de l'instillation de la solution astringente. L'expérience de Valsalva n'était pas toujours facile, et le malade avait recours à l'insufflation d'air par les narines. De cette façon le liquide médicamenteux était toujours mis en rapport direct avec la muqueuse.

L'otorrhée n'en continuait pas moins, et l'audition ne faisait aucun progrès ; mais l'état général empirait sous l'influence de cette suppuration continue. L'appétit était presque perdu. L'insomnie achevait encore d'épuiser les forces du malade ; des plaques d'ectyma s'étaient produites à deux reprises, quand, le 6 juin, D .. fut atteint d'une varioloïde. Une éruption assez abondante se montra sur le visage  Pendant tout le cours de la maladie, l'otorrhée fut supprimée. Elle reparut, après la guérison, avec la même intensité.

Des purgatifs salins, des pilules d'aloes n'eurent point l'effet qu'on se proposait.

Vers le commencement de juillet, des ganglions s'engorgèrent derrière l'oreille et dans la région sterno-mastoidienne ; ce qui occasionna une certaine gêne dans les mouvements de la mastication. Au bout de trois ou quatre jours, tout se termina par résolution : un seul point localisé à l'apophyse mastoïde conserva de la rougeur, et bientôt il fut possible d'y sentir une légère fluctuation. L'écoulement diminua considérablement à l'apparition de ces tumeurs ganglionnaires et cessa tout à fait le quatrième jour après le début de cette adénite. Un vésicatoire avait été appliqué aux bras deux jours avant que l'otorrhée fût complétement supprimée.

L'abcès localisé de la région mastoïdienne fut ouvert par une incision cruciale : quelques gouttes de pus en sortirent, le périoste était décollé. Un drain fut appliqué pour maintenir l'ouverture béante et permettre le nettoyage du fond de la plaie avec de l'eau alcoolisée. Mais la cicatrisation fut très lente et la plaie sécrétait un liquide sero-purulent dont la quantité augmentait considérablement pendant la nuit.

Le malade quitta Paris le 15 juillet : une nourriture saine et abondante, l'air pur de la campagne amenèrent une amélioration sensible dans son état général ;

mais la plaie n'avait aucune tendance à la cicatrisation. La fistule parut un moment devoir se fermer complétement, quand une nouvelle poussée survint : la région mastoidienne s'engorgea. Une large incision est pratiquée : un bourdonnet de charpie, imprégné d'une solution composée d'eau et de teinture d'iode à parties égales, est maintenu au fond de la plaie. Des bourgeons charnus apparaissent et la cicatrisation va se produire. Nouvelle poussée aigue. Nouvelle incision. Un mois après, la guérison est enfin obtenue.

L'écoulement de l'oreille n'avait pas reparu. L'audition était revenue peu à peu; le tympan était cicatrisé; au bout d'un mois, on ne pouvait plus obtenir par l'expérience de Valsalva lo sifflement caractéristique de la perforation. Le conduit auditif avait perdu sa sécheresse et était lubréfié par une abondante sécrétion cérumineuse. Le malade entendait de l'oreille droite à peu près comme avant la maladie.

Le tympan a été soumis à l'examen d'un chirurgien distingué. Il présente un aspect blanc nacré : la vascularisation de ses membranes a presque disparu. La perforation cicatrisée tranche encore par sa blancheur sur le reste de la membrane, qui se porte en dehors d'une façon anormale si on fait exécuter au malade l'expérience de Valsalva. Ce qui prouve qu'elle a perdu de sa tonicité. Il ne faudrait pourtant pas attribuer entièrement à la suppuration le relâchement de ses fibres. Car le malade assure que bien avant qu'il fût atteint d'otite suppurée, au lieu de *s'éclaircir l'ouïe*, comme on le fait d'habitude en introduisant de l'air dans la caisse par une expiration forcée, la bouche et le nez fermés, il n'arrivait à ce résultat que par une forte inspiration. L'air se raréfiait ainsi dans la caisse et la pression extérieure ramenait en dedans la membrane qui tendait toujours, par la perte de son élasticité, à se porter au dehors.

Nous devons ajouter, pour être complet, que la sécrétion purulente n'avait jamais présenté aucune odeur.

M. Tillaux a bien voulu nous communiquer les observations suivantes de malades qu'il a soignés à l'hôpital Lariboisière.

Observation II. — (Service de M. Tillaux.). — Emma Aubrun, mécanicienne, vingt-quatre ans. Cette jeune femme souffrait depuis trois semaines de l'oreille gauche, quand elle se présenta à la consultation, le 20 février. Elle entend des sifflements dans cette oreille, chaque fois qu'elle se mouche.

La méthode de Valsalva fait constater une perforation.

*Prescription.* — Lavage à l'eau de rose de Provins. Glycérole de tannin.

12 *mars.* — La perforation du tympan est guérie. L'air ne passe pas à travers la membrane qui se porte fortement en dehors, si on fait exécuter à la malade l'expérience de Valsava. La couche muqueuse fait en quelque sorte hernie et vient combler la perforation.

La cicatrisation de la membrane ne s'est pas fait bord à bord : elle a porté sur la muqueuse seulement.

Observation III. — Ambroise, coiffeur, vingt-quatre ans.

Au mois d'août dernier, il prit un bain un peu prolongé ; quand il en sortit, il éprouva une douleur assez vive dans les deux oreilles. Une légère hémorrhagie se produisit du côté droit.

Le malade évalue à un verre, au moins, la quantité de sang qu'il perdit par cette oreille. Interrogé par nous, il nous fit connaître qu'un de ses plus vifs plaisirs était de plonger dans le bain, et qu'il s'était livré plusieurs fois à cet exercice dans la journée. Cette hémorrhagie fut suivie de bourdonnements dans les deux oreilles, mais l'ouïe resta normale à gauche, tandis qu'elle disparut absolument à droite. Un écoulement de pus se produisit,

huit jours après. Il dura jusque vers la mi-septembre
Pendant un mois le malade se crut guéri.

Actuellement il se plaint de souffrir dans le cou, et
effectivement la région mastoïdienne, très douloureuse,
est le siége d'une tuméfaction et d'une rougeur qui s'é-
tendent aux tissus voisins.

La montre est entendue de ce côté, à 2 ou 3 centimè-
tres du pavillon. Par la méthode de Valsalva, on ne
peut diagnostiquer une perforation. Elle n'est pas plus
évidente à l'examen direct du tympan. Le malade explique très bien qu'il ne souffre pas dans l'oreille, mais au-
tour de l'oreille.

Nous pensons qu'il y a eu rupture du tympan, otite
moyenne ensuite, et actuellemeut un abcès sous-périos-
tique de l'apophyse mastoïde.

18 *novembre.* — M. Tillaux sentant une fluctuation
profonde au niveau de l'apophyse, pratique une incision
en arrière de l'artère occipitale, va jusqu'à l'os, et donne
une issue à la collection purulente qui, si elle n'était sor-
au dehors, aurait pu décoller l'os occipital et les premières cervicales.

Le malade éprouve un grand soulagement. Charpie
sèche dans la plaie.

2 *janvier* 1876. — L'acuité auditive est revenue complétement.

FIN

Paris — Imp Nonv. (assoc ouv ), 14, ine des Jeûneurs — G Masquin et Cᶜ